BEI GRIN MACHT SICH IHR
WISSEN BEZAHLT

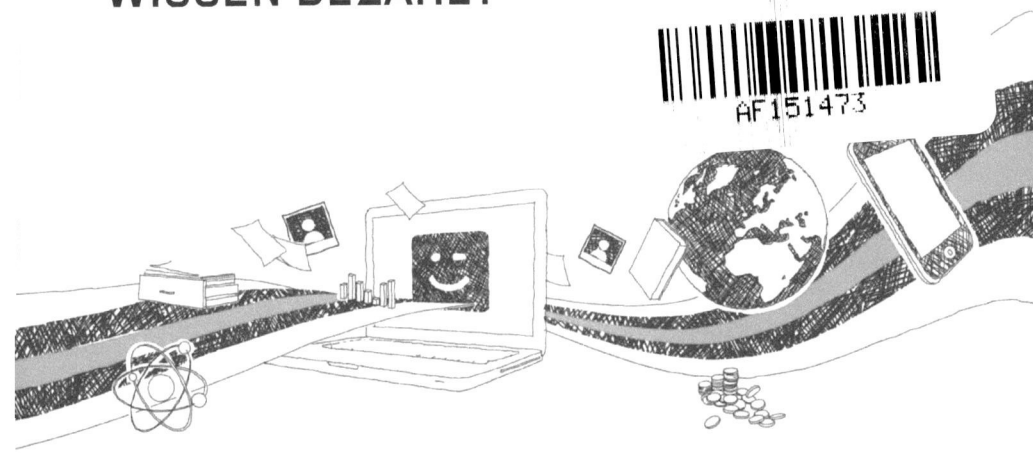

- Wir veröffentlichen Ihre Hausarbeit,
  Bachelor- und Masterarbeit

- Ihr eigenes eBook und Buch -
  weltweit in allen wichtigen Shops

- Verdienen Sie an jedem Verkauf

Jetzt bei www.GRIN.com hochladen
und kostenlos publizieren

GRIN

Bibliografische Information der Deutschen Nationalbibliothek:

Die Deutsche Bibliothek verzeichnet diese Publikation in der Deutschen National-
bibliografie; detaillierte bibliografische Daten sind im Internet über http://dnb.d-
nb.de/ abrufbar.

Dieses Werk sowie alle darin enthaltenen einzelnen Beiträge und Abbildungen
sind urheberrechtlich geschützt. Jede Verwertung, die nicht ausdrücklich vom
Urheberrechtsschutz zugelassen ist, bedarf der vorherigen Zustimmung des Verla-
ges. Das gilt insbesondere für Vervielfältigungen, Bearbeitungen, Übersetzungen,
Mikroverfilmungen, Auswertungen durch Datenbanken und für die Einspeicherung
und Verarbeitung in elektronische Systeme. Alle Rechte, auch die des auszugsweisen
Nachdrucks, der fotomechanischen Wiedergabe (einschließlich Mikrokopie) sowie
der Auswertung durch Datenbanken oder ähnliche Einrichtungen, vorbehalten.

Impressum:

Copyright © 2015 GRIN Verlag, Open Publishing GmbH
Druck und Bindung: Books on Demand GmbH, Norderstedt Germany
ISBN: 978-3-668-09732-2

Dieses Buch bei GRIN:

http://www.grin.com/de/e-book/310940/die-gutachten-des-svr-gesundheit-und-
entsprechende-reformen-im-gesundheitswesen

Sarah Pinsdorf

Die Gutachten des SVR Gesundheit und entsprechende Reformen im Gesundheitswesen seit 1995. Ein Vergleich

GRIN Verlag

GRIN - Your knowledge has value

Der GRIN Verlag publiziert seit 1998 wissenschaftliche Arbeiten von Studenten, Hochschullehrern und anderen Akademikern als eBook und gedrucktes Buch. Die Verlagswebsite www.grin.com ist die ideale Plattform zur Veröffentlichung von Hausarbeiten, Abschlussarbeiten, wissenschaftlichen Aufsätzen, Dissertationen und Fachbüchern.

Besuchen Sie uns im Internet:

http://www.grin.com/

http://www.facebook.com/grincom

http://www.twitter.com/grin_com

Universität zu Köln
Institut für Gesundheitsökonomie und Klinische Epidemiologie

Vergleich der Gutachten des Sachverständigenrats zur Begutachtung der Entwicklung im Gesundheitswesen seit 1995 mit den korrespondierenden Reformen und Gesetzen im deutschen Gesundheitswesen

Sarah Pinsdorf
Gesundheitsökonomie M. Sc.

Inhaltsverzeichnis

Abkürzungsverzeichnis

AMNOG	Arzneimittelmarkt-Neuordnungsgesetz
BMG	Bundesministerium für Gesundheit
DMP	Disease-Management-Programme
DRG	Diagnosis-Related-Group
GKV	Gesetzliche Krankenversicherung
GKV-FinG	GKV-Finanzierungsgesetz
GKV-VSG	GKV-Versorgungsstärkungsgesetz
KHRG	Krankenhausfinanzierungsreformgesetz
LGZ	Lokale Gesundheitszentren zur Primär- und Langzeitversorgung im ländlichen Raum
SGB	Sozialgesetzbuch
SVR-Gesundheit	Sachverständigenrat zur Begutachtung der Entwicklung im Gesundheitswesen

1 Einleitung

Das deutsche Gesundheitssystem ist unter anderem durch Überversorgung bei gleichzeitigen Versorgungsdefiziten gekennzeichnet. Kurz zu nennen sind hier beispielsweise die Gefälle in der Versorgung in urbanen und in ländlichen Regionen. Um diese und weitere Problematiken im deutschen Gesundheitswesen zu untersuchen und Lösungsvorschläge zu entwickeln, wurde der „Sachverständigenrat zur Begutachtung der Entwicklung im Gesundheitswesen" (SVR-Gesundheit) ins Leben gerufen. Der Rat, der sich aus unterschiedlicher Fachexpertise aus dem Gesundheitswesen zusammensetzt, erstellt regelmäßig eigeninitiativ oder im Auftrag Gutachten, in denen diverse Aspekte untersucht und kritisch betrachtet sowie Empfehlungen für den Gesetzgeber ausgesprochen werden.

Fraglich ist jedoch, inwieweit die erarbeiteten Lösungsvorschläge auch tatsächlich in Reformvorhaben Berücksichtigung finden und gesetzlich normiert werden. Zunächst soll diese Fragestellung in der vorliegenden Arbeit näher untersucht werden. Während im zweiten Kapitel die Problematik der Über-, Unter-, und Fehlversorgung näher erläutert wird, befasst sich das dritte Kapitel mit der Struktur, den Aufgaben und den Zielen des SVR-Gesundheit. Im Anschluss daran werden die bereits erstellten Gutachten und Sondergutachten mit ihren Schwerpunkten komprimiert vorgestellt und mit der korrespondierenden beziehungsweise aktuellen Gesetzgebung hinsichtlich Gemeinsamkeiten verglichen. Nach einer zusammenfassenden Darstellung der Ergebnisse schließt die Arbeit mit einer kurzen Diskussion und einer Prognose für die Zukunft.

2 Methodik

Diese Arbeit basiert auf den vom SVR-Gesundheit herausgegebenen Kurzfassungen der erstellten Gutachten und Sondergutachten. Nach eingehender Bearbeitung der zur Verfügung gestellten Literatur werden die wichtigsten Themen und Aspekte der jeweiligen Gutachten – aufgrund des vorgegebenen Umfangs der Arbeit stark verdichtet – dargestellt. Auf eine tiefgreifende Analyse einzelner Gutachten wird zu Gunsten eines allgemeinen Überblicks bewusst verzichtet.

In einem ersten Schritt werden die zehn Gutachten und Sondergutachten, die in den letzten 20 Jahren publiziert worden sind, analysiert. Im nächsten Schritt werden die zeitlich korrespondierenden Reformen und die Gesetzgebung dahingehend untersucht, ob die Vorschläge und Ideen des SVR-Gesundheit aufgenommen und umgesetzt werden. Primär werden hier Reformen betrachtet, die sich auf das Sozialgesetzbuch V (SGB V) beziehen, gegebenenfalls wird aber auch weitere einschlägige Literatur in die Analyse mit einbezogen. In den Ergebnissen wird festgehalten, in welchem Ausmaß Vorschläge ganz oder teilweise in Reformen umgesetzt wurden.

3 Problematik der Über-, Unter- und Fehlversorgung

Im deutschen Gesundheitssystem existieren Über-, Unter- und Fehlversorgung nebeneinander. Patienten werden schlechter versorgt, als es der Ressourceneinsatz im Gesundheitswesen ermöglichen würde. Laut SGB V hat der Versicherte Anspruch auf notwendige, ausreichende und zweckmäßige Leistungen, deren Qualität und Wirksamkeit dem allgemein anerkannten Stand der medizinischen Erkenntnisse unter Berücksichtigung des medizinischen Fortschritts entsprechen müssen. Hierbei ist jedoch auch zu beachten, dass die Leistungen nicht unwirtschaftlich sein dürfen (§ 12 Abs. 1 SGB V).

Eine Überversorgung herrscht erfahrungsgemäß in urbanen Regionen, in denen sich viele hochspezialisierte Behandlungseinrichtungen konzentrieren. Ansässige Patienten, mit vorwiegend hohem Durchschnittseinkommen, erhalten mehr medizinische Leistungen als für ihre Gesundheit nötig wäre. Neben den hohen Behandlungskosten steigt damit auch das Risiko von unerwünschten Nebenwirkungen (Verbraucherzentrale Bundesverband e.V. 2011: 2). Der SVR-Gesundheit definiert Überversorgung wie folgt:

> „Eine Versorgung über die Bedarfsdeckung hinaus ist `Überversorgung`, d.h. eine Versorgung mit nicht-indizierten Leistungen, oder mit Leistungen ohne hinreichend gesichertem Netto-Nutzen (medizinische Überversorgung) oder mit Leistungen mit nur geringem Nutzen, der die Kosten nicht mehr rechtfertigt, oder in ineffizienter, also `unwirtschaftlicher` Form erbracht werden (`ökonomische Überversorgung`)." (SVR-Gesundheit 2000/2001: 31f)

Gerade die medizinische Überversorgung kann auch gleichzeitig eine Fehlversorgung sein, da nicht-indizierte Leistungen gesundheitsschädigend wirken können (Niehoff 2008: 67).

In ländlichen oder strukturschwachen Regionen herrscht jedoch die Unterversorgung. Neben der Grundversorgung mangelt es vor allem an spezialisierten Fachärzten. Anfahrtswege und Wartezeiten sind lang, was zu Chronifizierung von Krankheiten und daraus resultierenden, unnötigen Folgekosten führt, ganz abgesehen von der schweren gesundheitlichen Beeinträchtigung der Betroffenen (Verbraucherzentrale Bundesverband e.V. 2011: 2). Die SGB-V konforme Definition der Unterversorgung des SVR-Gesundheit lautet:

> „Die teilweise oder gänzliche Verweigerung einer Versorgung trotz individuellen, professionell, wissenschaftlich und gesellschaftlich anerkannten Bedarfs, obwohl an sich Leistungen mit hinreichend gesichertem Netto-Nutzen und – bei medizinisch gleichwertigen Leistungsalternativen – in effizienter Form, also i. e. S. `wirtschaftlich`, zur Verfügung stehen, ist eine `Unterversorgung`." (SVR-Gesundheit 2000/2001: 31)

Eine Fehlversorgung tritt immer dann auf, wenn Patienten nicht das Versorgungsangebot erhalten, welches sie benötigen. Gerade ein ungenügendes Schnittstellenmanagement zwischen der Entlassung aus dem Krankenhaus und dem Übergang in die ambulante Versorgung birgt die Gefahr von Versorgungslücken, die zur vermeidbaren Schädigung der Gesundheit des Patienten führen (Verbraucherzentrale Bundesverband e.V. 2011: 2). Der SVR-Gesundheit unterscheidet drei Unterfälle von Fehlversorgung:

- „Versorgung mit Leistungen, die an sich bedarfsgerecht sind, die aber durch ihre nicht fachgerechte Erbringung einen vermeidbaren Schaden bewirken;

- Versorgung mit nicht bedarfsgerechten Leistungen, die zu einem vermeidbaren Schaden führen;

- unterlassene oder nicht rechtzeitige Durchführung an sich bedarfsgerechter, indizierter Leistungen im Rahmen einer Behandlung." (SVR-Gesundheit 2000/2001: 32)

Die folgende Tabelle veranschaulicht noch einmal die unterschiedlichen Formen der Über-, Unter- und Fehlversorgung:

Bedarf \ Leistung[1]	wird fachgerecht erbracht	wird nicht fachgerecht erbracht	wird nicht erbracht[2]
nur objektiver, kein subjektiver Bedarf (latenter Bedarf)	bedarfsgerechte Versorgung	Fehlversorgung	(latente) Unterversorgung
subjektiver und objektiver Bedarf	bedarfsgerechte Versorgung	Fehlversorgung	Unterversorgung (ggf. Fehlversorgung)
nur subjektiver, kein objektiver Bedarf	Überversorgung (ggf. Fehlversorgung)	Überversorgung und Fehlversorgung	bedarfsgerechte Versorgung

Tabelle 1: Zur Definition von Über-, Unter- und Fehlversorgung
(Quelle: SVR-Gesundheit 2000/2001: 33)

Zur Bekämpfung dieser Problematiken muss die Versorgung konsequent am medizinischen Bedarf der Patienten ausgerichtet werden. Um dies zu garantieren muss die Morbidität der Bevölkerung möglichst genau erfasst werden. Auf dieser Basis könnte dann, unter Berücksichtigung räumlicher Gegebenheiten und sektorenübergreifender Kapazitätsplanungen, eine transparente und qualitativ hochwertige Versorgung gewährleistet werden. Benötigte Ressourcen können durch konsequenten Abbau ambulanter und stationärer Überversorgung freigesetzt werden. In diesem Zusammenhang ist jedoch problematisch, dass unterschiedliche Interessen aufeinander treffen. Ärzte lassen sich bevorzugt als hochspezialisierte Fachärzte in urbanen Regionen nieder, die, auch durch viele Privatabrechnungen, sehr lukrativ erscheinen. Allgemeinmediziner in einer strukturschwachen, ländlichen Region

---

[1] Annahme: Leistung mit gesichertem gesundheitlichen Netto-Nutzen und angemessener Nutzen-Kosten Relation.
[2] Annahme: Es wird auch keine alternative Leistung erbracht.

erscheint hingegen weitaus weniger attraktiv. Des Weiteren ist die Morbidität in den verschiedenen Regionen nicht so detailliert erfasst wie es nötig wäre, um eine realistische Bedarfsplanung durchzuführen. Die Inanspruchnahme von Leistungen muss meist vielmehr auf das Angebot als auf den tatsächlichen Bedarf zurückgeführt werden (Verbraucherzentrale Bundesverband e.V. 2011: 3).

4 Sachverständigenrat zur Begutachtung der Entwicklung im Gesundheitswesen

Die erstmalige Berufung des SVR-Gesundheit erfolgte am 19. Dezember 1985 durch den Bundesminister für Arbeit und Sozialordnung, da zur damaligen Zeit der Gesundheitssektor noch in dieses Ressort fiel. Er trug zunächst den Namen „Sachverständigenrat für die Konzertierte Aktion im Gesundheitswesen" und sollte der Unterstützung und Impulsgebung der Konzertierten Aktion dienen, einem Gremium, das sich aus Vertretern der an der gesundheitlichen Versorgung der Bevölkerung Beteiligten zusammensetzte. Seit 1991 wird der interdisziplinär besetzte Rat durch den Bundesgesundheitsminister berufen. Die Konzertierte Aktion wurde mit Inkrafttreten des GKV-Modernisierungsgesetzes zum 1. Januar 2004 abgeschafft. Damit einher ging die Umbenennung des „Sachverständigenrat für die Konzertierte Aktion im Gesundheitswesen" in „Sachverständigenrat zur Begutachtung der Entwicklung im Gesundheitswesen". Der aktuelle Sachverständigenrat wurde nach Berufung durch den Bundesminister für Gesundheit, Hermann Gröhe, am 19. Dezember 2014 offiziell ernannt (SVR-Gesundheit 2015). Das Gremium besteht aus sieben Mitgliedern, die in der Regel für vier Jahre ernannt werden (Bundesminister für Gesundheit 2011: 2). Voraussetzung für die Berufung sind besondere Kenntnisse und Erfahrungen der Mitglieder in medizinischen, wirtschaftlichen oder sozialen Bereichen (Bundesminister für Gesundheit 2011: 1). Um zu gewährleisten, dass die Ratsmitglieder unbefangen sind sowie unabhängig handeln und beraten können, gibt es einige Ausschlusskriterien. So dürfen die Mitglieder insbesondere keiner gesetzgebenden Körperschaft und nicht dem öffentlichen Dienst oder der Regierung angehören. Zugehörigkeit zu einer juristischen Person des öffentlichen Rechts ist nur als Hochschullehrer oder als Mitglied eines wissenschaftlichen Instituts erlaubt. Ferner dürfen Repräsentanten von

Wirtschaftsverbänden oder von Arbeitnehmer- beziehungsweise Arbeitgeber-organisationen nicht Mitglied des Rates werden. Entgeltliche Tätigkeiten, die neben dem Amt als Hochschullehrer ausgeführt werden, müssen dem Bundesministerium für Gesundheit angezeigt und auf der Internetseite des SVR-Gesundheit, neben den Lebensläufen der Ratsmitglieder, veröffentlicht werden (Bundesminister der Gesundheit 2011: 2). In einer geheimen Wahl bestimmt der Rat aus seiner Mitte einen Vorsitzenden und einen stellvertretenden Vorsitzenden. Beide werden vom BMG für die Dauer von zwei Jahren berufen (Bundesminister der Gesundheit 2011: 2).

Die Arbeit des SVR-Gesundheit findet ihre Rechtsgrundlage in § 142 SGB V, ergänzt durch den „Erlass über die Errichtung eines Sachverständigenrates zur Begutachtung der Entwicklung im Gesundheitswesen beim Bundesministerium für Gesundheit" vom 12. November 1992. Dieser wurde zuletzt am 30. September 2011 geändert (Bundesminister für Gesundheit 2011). Seitens des BMG wird eine Geschäftsstelle eingerichtet, die die Tätigkeit des SVR-Gesundheit unterstützen soll (§ 142 Abs. 1 SGB V).

Die Aufgabe des SVR-Gesundheit ist es, „Gutachten zur Entwicklung der gesundheitlichen Versorgung mit ihren medizinischen und wirtschaftlichen Auswirkungen zu erstellen" (§ 142 Abs. 2 SGB V). Dies findet im Zweijahres-Rhythmus statt (§ 142 Abs. 3 SGB V), es sei denn, das BMG beauftragt außerplanmäßige Sondergutachten. In diesem Fall ist der Rat von der Erstellung des regulären Gutachtens befreit. Die Themen der jeweiligen Gutachten werden ebenfalls vom BMG bestimmt (§142 Abs. 2 SGB V). Ziel ist es, unter Berücksichtigung finanzieller Rahmenbedingungen und Wirtschaftlichkeitsreserven, eine Prioritätenliste zum Abbau von Versorgungsdefiziten und Überversorgung sowie zugehörige medizinische und ökonomische Orientierungsdaten zu erarbeiten (SVR-Gesundheit, 2015). Außerdem können, unter Einbeziehung anderer Bereiche des sozialen Sicherungssystems, mögliche Wege der Weiterentwicklung des Gesundheitssystems aufgezeigt werden (§ 142 Abs. 2 SGB V). Die Gutachten werden nach Fertigstellung im Regelfall dem BMG bis zum 15. April übergeben, welches sie anschließend unverzüglich den gesetzgebenden Körperschaften des Bundes vorlegt (§ 142 Abs. 3 SGB V). Entscheidungen des Rates werden nach dem Mehrheitsprinzip getroffen; die Meinung der Minderheit kann jedoch trotzdem als solche im Gutachten aufgenommen werden (Bundesminister der Gesundheit 2011: 2). Die nicht-öffentlichen Beratungen werden vom Vorsitzenden des Rates, auf Wunsch des BMG oder von drei Ratsmitgliedern einberufen. Dem BMG ist die Teilnahme an den Sitzungen gestattet (Bundesminister der Gesundheit 2011: 2). Bei Bedarf kann der Rat weitere Sachverständige zur Beratung hinzuziehen oder relevante verantwortliche Stellen, wie beispielsweise Behörden von Bund und Ländern, Kassenärztliche Vereinigungen oder weitere Verbände anhören und um Unterstützung bitten. Sowohl die Ratsmitglieder als auch die Mitarbeiter der Geschäftsstelle unterliegen einer Verschwiegenheitspflicht bezüglich interner und externer vertraulicher Beratungsunterlagen. Als Aufwandsentschädigung erhalten die Mitglieder des Rates eine feste Vergütung, die in einem Werkvertrag näher geregelt ist. Ferner werden Reisekosten erstattet (Bundesminister der Gesundheit 2011: 3).

5 Vergleich der Gutachten seit 1995 mit der korrespondierenden Gesetzgebung

Seit 1987 sind bereits 16 Gutachten erschienen, die in drei unterschiedlichen Verlagen publiziert wurden. Die jeweiligen Kurzfassungen können über das Internet direkt beim BMG bestellt werden (SVR-Gesundheit 2015).

Im Folgenden werden die einzelnen Gutachten und Sondergutachten ab 1995 in ihren wesentlichen und markanten Punkten vorgestellt. Anschließend erfolgt der Vergleich mit den im zeitlichen Zusammenhang stehenden Reformen. Dies soll zum Vorschein bringen, inwieweit die Ergebnisse des SVR-Gesundheit Einfluss auf diese nehmen.

5.1 Sondergutachten 1995

Das Sondergutachten von 1995 trägt den Titel „Gesundheitsversorgung und Krankenversicherung 2000 – Mehr Ergebnisorientierung, mehr Qualität und mehr Wirtschaftlichkeit". Wie der Titel schon erkennen lässt, fordert der SVR-Gesundheit mehr Ergebnisorientierung und Rationalität, mehr Qualität der gesundheitlichen und medizinischen Versorgung sowie mehr Wettbewerb in der Krankenversicherung. Darüber hinaus werden außerdem Möglichkeiten zur zukünftigen finanziellen Absicherung des Krankheitsrisikos aufgezeigt (SVR-Gesundheit 1995). Im Rahmen der

Gesundheitsreform 2000 wurde der vom SVR-Gesundheit geforderten Ergebnisorientierung durch Vergütungsanreize (Sachverständigenrat für die Konzertierte Aktion im Gesundheitswesen 1997: 66ff.) erstmals Rechnung getragen, indem beispielsweise durch nun gesetzlich ermöglichte Integrierte Versorgung neben kollektivem Kontrahierungszwang auch Selektivverträge geschlossen werden konnten (Dell'Anna 2013: 6). Mehr Wettbewerb in der Krankenversicherung wurden im Rahmen des ersten und zweiten GKV-Neuordnungsgesetzes von 1997 durch die Instrumente des Selbstbehalts und der Beitragsrückerstattung generiert sowie durch das Sonderkündigungsrecht der Versicherten bei Beitragssatzerhöhungen ihrer Krankenkasse (AOK-Bundesverband 2013a).

5.2 Sondergutachten 1996

„Gesundheitswesen in Deutschland – Kostenfaktor und Zukunftsbranche" ist der Titel des Sondergutachtens von 1996. Im ersten Band werden die Themen Demographie, Morbidität, insbesondere im höheren Lebensalter, Wirtschaftlichkeitsreserven und Ansätze zur Nutzbarmachung sowie die Beschäftigung im Gesundheitswesen behandelt (Sachverständigenrat für die Konzertierte Aktion im Gesundheitswesen 1996). Dieser erste Teil des Sondergutachtens ist, im Gegensatz zu den anderen Gutachten, vielmehr ein Sachstandbericht, der zur Diskussion anregt, als eine Handlungsempfehlung. Es lassen sich zunächst einmal keine Reformen finden, die konkret auf dieses Sondergutachten zurückgeführt werden könnten.

5.3 Sondergutachten 1997

Das Sondergutachten von 1997 ist die Fortsetzung des Sondergutachtens von 1996 und beinhaltet Band II, welcher sich mit Fortschritt und Wachstumsmärkten sowie Finanzierung und Vergütung befasst (Sachverständigenrat für die Konzertierte Aktion im Gesundheitswesen 1997). Der Auftrag zum Sondergutachten wurde von dem damaligen Bundesminister für Gesundheit, Horst Seehofer, erteilt. Untersucht werden sollten mögliche Veränderungen in der Versorgungsstruktur des Gesundheitswesens unter Berücksichtigung der zu erwartenden Morbiditätsentwicklung und des medizinischen Fortschritts. Von besonderem Interesse waren Rationalisierungsmöglichkeiten durch Abbau von Überversorgung oder durch das Nutzen von Wirtschaftlichkeitsreserven, aber auch sinnvolle Mehraufwendungen in bestimmten Bereichen. Darüber hinaus sollte die Entwicklung der GKV-Ausgaben und des Beitragssatzes unter Berücksichtigung der bereits genannten Aspekte abgeschätzt und die Auswirkungen auf das Gesundheitswesen, unterschiedliche Branchen und die gesamte Volkswirtschaft beschrieben werden. Dieser Aufgabenkatalog wurde später noch um die Bitte erweitert, Lösungsmöglichkeiten für den zunehmenden Finanzdruck auf die GKV zu entwickeln. Der SVR-Gesundheit setzte sich intensiv mit Möglichkeiten der Integrierten Versorgung auseinander (Sachverständigenrat für die Konzertierte Aktion im Gesundheitswesen 1997: 75ff.), die dann in der GKV-Gesundheitsreform 2000 auch, zumindest in ersten Ansätzen, umgesetzt wurden (AOK-Bundesverband 2013b). Auch wurde durch den SVR-Gesundheit erstmals darauf hingewiesen, dass die Einführung eines DRG-Systems (Diagnosis-Related-Groups) für die Vergütung von Krankenhäusern sinnvoll wäre (Sachverständigenrat für die Konzertierte Aktion im Gesundheitswesen 1997: 72). Eingeführt wurden die DRGs dann mit dem Fallpauschalengesetz von 2003 (AOK-Bundesverband 2013c).

5.4 Gutachten 2000/2001

Das 1999 von Bundesgesundheitsministerin Andrea Fischer in Auftrag gegebene Gutachten von 2000/2001 trägt die Bezeichnung „Bedarfsgerechtigkeit und Wirtschaftlichkeit" und ist in drei Bände unterteilt. In Band I werden die Zielorientierung im Gesundheitswesen, die Optimierung des Systems durch Gesundheitsförderung und Prävention sowie die Optimierung des Nutzerverhaltens durch Kompetenz und Partizipation thematisiert. Band II befasst sich mit der Optimierung personeller Ressourcen durch Aus-, Weiter- und Fortbildung, mit Konzepten und Management von Qualität, mit der Qualitätssicherung und dem Qualitätsmanagement in der Versorgung sowie mit der Fortentwicklung der pauschalierenden Leistungsvergütung im Krankenhaus. Band III behandelt ausführlich das Thema Über-, Unter- und Fehlversorgung. Neben den Grundlagen werden eine Befragung von über 300 Fachgesellschaften, Versorgungsunterschiede zwischen Ost und West nach der Wiedervereinigung sowie eine konkrete Detailanalyse zu sechs Volkskrankheiten in Deutschland vorgestellt (Sachverständigenrat für die Konzertierte Aktion im Gesundheitswesen 2000/2001). Die Analyse ergab eine enorme Über-, Unter- und Fehlversorgung bei chronisch erkrankten Patienten. Bei ihrer Behandlung wurden vor allem akute Symptome beachtet, anstatt eine kontinuierliche Behandlung zu gewährleisten. Der Lösungsvorschlag des SVR-Gesundheit war die Einführung bundesweit einheitlicher auf Leitlinien gestützte Behandlungsprogramme, sogenannter Disease-Management-Programme (DMP). Im „Gesetz zur Reform des Risikostrukturausgleichs in der GKV" vom 10. Dezember 2001 wurden DMPs erstmals im SGB verankert (§137f SGB V). Inzwischen gibt es DMPs für sechs chronische Erkrankungen, weitere sind in Vorbereitung (AOK-Bundesverband 2012a).

5.5 Gutachten 2003

Das Gutachten von 2003 teilt sich unter der gemeinsamen Überschrift „Finanzierung, Nutzerorientierung und Qualität" in die zwei Bände „Finanzierung und Nutzerorientierung" und „Qualität und Versorgungsstrukturen" auf (Sachverständigenrat für die Konzertierte Aktion im Gesundheitswesen 2003). Hier empfiehlt der Rat die moderate Erhöhung der Selbstbeteiligung des Patienten und die Einführung einer Praxisgebühr bei der Nutzung von ambulanten Angeboten (Sachverständigenrat für die Konzertierte Aktion im Gesundheitswesen 2003: 33). Beide Vorschläge wurden im Gesetz zur Modernisierung der gesetzlichen Krankenversicherung umgesetzt (AOK-Bundesverband 2012b).

5.6 Gutachten 2005

„Koordination und Qualität im Gesundheitswesen" ist der Titel des Gutachtens von 2005, welches sich mit korporativer Koordination, dem sozioökonomischen Status und der Verteilung von Mortalität, Morbidität und Risikofaktoren, Strategien der Primärprävention, Schnittstellen zwischen Krankenversicherung und Pflegeversicherung, Hilfs- und Heilmitteln in der GKV sowie mit Einflussfaktoren auf die Verordnung von Arzneimitteln beschäftigt (SVR-Gesundheitswesen 2005). Der SVR-Gesundheit schlägt vor, eine Nutzen-Kosten-Bewertung von Arzneimitteln einzuführen, um verdeckte Preissteigerungen zu vermeiden (SVR-Gesundheit 2005: 70). Das BMG greift diesen Vorschlag im am 1. Januar 2011 in Kraft getretenen Arzneimittelmarkt-Neuordnungsgesetz (AMNOG) mit Einführung der „Frühen Nutzenbewertung" auf (AOK-Bundesverband 2013d). Des Weiteren wird gefordert, dass Ärzte vermehrt Wirkstoffe anstelle von konkreten Präparaten verschreiben und Apotheker dann, je nach Vorgabe der Krankenkasse des Patienten, Medikamente abgeben, über die vorab ein Rabattvertrag zwischen Versicherung und Hersteller geschlossen wurde. Dieses Vorgehen entlastet gerade im generikafähigen Markt den verschreibenden Arzt und nimmt den Fokus der Rabattpolitik von den Apotheken. Einsparungen können von den Krankenkassen an ihre Mitglieder weitergegeben werden (SVR-Gesundheit 2005: 72f.). Umgesetzt wurde dieser Vorschlag im GKV-Wettbewerbsstärkungsgesetz (GKV-WSG) von 2007. Wurde nicht ausdrücklich ein bestimmtes Medikament verordnet, soll der Apotheker bevorzugt ein wirkstoffgleiches Präparat abgeben, über das ein Rabattvertrag zwischen Hersteller und Krankenkasse besteht. Sind keine Rabattarzneimittel vorhanden, muss er die preisgünstigste Alternative wählen (ABDA.de 2015).

5.7 Gutachten 2007

Das Gutachten von 2007 trägt den Titel „Kooperation und Verantwortung. Voraussetzungen einer zielorientierten Gesundheitsversorgung". Es befasst sich primär mit der Zusammenarbeit unterschiedlicher Gesundheitsberufe, der Integrierten Versorgung in der GKV, der Krankenhausplanung und Finanzierung, Qualität und Sicherheit sowie mit der Primärprävention in vulnerablen Gruppen (SVR-Gesundheit 2007). Der Rat empfiehlt die Umstellung der Krankenhausfinanzierung auf ein monistisches Modell, welches direkt an die DRGs gekoppelt ist (SVR-Gesundheit 2007: 57ff.). Der Gesetzgeber greift diesen Vorschlag im Krankenhausfinanzierungsreformgesetz (KHRG) von 2009 auf und führt leistungsorientierte Investitionspauschalen ein, die, sollten sich die Länder dafür entscheiden, ab 2012 gelten sollten (BMG 2009).

5.8 Sondergutachten 2009

Das Sondergutachten von 2009 mit dem Titel „Koordination und Integration – Gesundheitsversorgung in einer Gesellschaft des längeren Lebens", befasst sich in erster Linie mit Koordinationsdefiziten in der Gesundheitsversorgung. Thematisiert werden spezielle Versorgungsanforderungen bei Kindern und Jugendlichen, im Übergang vom Jugend- ins Erwachsenenalter und bei älteren und alten Menschen. Des Weiteren werden der Status quo der Gesundheitsversorgung sowie Konzepte für eine generations- und populationsbezogene und eine koordinierte Versorgung mit regionalem Bezug dargestellt (SVR-Gesundheit 2009). Bereits im vorausgegangenen Gutachten kritisierte der Rat die Segmentierung von stationärer und ambulanter Versorgung sowie Pflege und

Rehabilitation. In diesem Gutachten bringt er eine neue, generationenspezifische Perspektive mit ein. Der Anteil alter, multimorbider oder chronisch kranker Menschen in der Gesellschaft nimmt zu und steht einem sinkenden Arbeitskräftepotenzial gegenüber. Es wird schwierig sein, die künftige Nachfrage nach Prävention und Gesundheitsleistungen zu bedienen (SVR-Gesundheit 2009: 35f.). Gesundheitsminister Daniel Bahr hat in Folge dieser Erkenntnisse einen „Runden Tisch" initiiert, der sich mit der besseren „Vereinbarkeit von Familie und Beruf im Gesundheitswesen" befassen soll. Außerdem soll die betriebliche Gesundheitsförderung und Prävention auf Basis vorhandener Konzepte vorangetrieben und qualitativ hochwertiger gestaltet werden. Um dem Finanzierungsproblem entgegenzuwirken, wurde im GKV-Finanzierungsgesetz (GKV-FinG) von 2011 der GKV-Beitragssatz festgeschrieben. Zusatzbeiträge sollen zur Finanzierung nicht gedeckter Ausgaben dienen (BMG 2014).

5.9 Sondergutachten 2012

Das Sondergutachten von 2012 trägt den Titel „Wettbewerb an der Schnittstelle zwischen ambulanter und stationärer Gesundheitsversorgung". Auch in diesem Gutachten geht der Rat wieder auf die problematische Schnittstelle zwischen ambulantem und stationärem Sektor ein. Er schlägt vor, die ambulante spezialfachärztliche Versorgung auszuweiten, die Kompetenz der Patienten zu stärken, das Schnittstellenmanagement zu verbessern und den populationsorientierten Qualitätswettbewerb zu stärken, indem unter anderem die Wettbewerbsbedingungen vereinheitlicht werden. Darüber hinaus setzt sich der Rat für mehr Selektivverträge ein (SVR-Gesundheit 2012). Thematisiert wird auch der akute Fachkräftemangel, vor allem im Bereich der Pflege und der hausärztlichen Versorgung (SVR-Gesundheit 2012: 34). Ende 2013 gab es im Bundesdurchschnitt nur 38 Prozent Hausärzte im Vergleich zu 62 Prozent Fachärzten, während das Verhältnis 2008 mit 49 Prozent zu 51 Prozent fast ausgeglichen war (Pressestelle des AOK-Bundesverbandes 2014: 6). Bei gleichbleibenden Strukturen erwartet der Rat in der Zukunft einen beträchtlichen Personalmangel (SVR-Gesundheit 2012: 37f.).

Der Gesetzgeber reagiert auf den drohenden Pflegenotstand mit dem „Gesetz zur Stärkung der beruflichen Aus- und Weiterbildung in der Altenpflege", welches 2013 in Kraft trat und eine Verkürzung der Ausbildung zur Altenpflegekraft auf zwei Jahre ermöglicht sowie eine dreijährige Umschulungsförderung bei Nichtverkürzung einführt (AOK Gesundheitspartner 2013).

5.10 Gutachten 2014

In dem Gutachten von 2014, „Bedarfsgerechte Versorgung – Perspektiven für ländliche Regionen und ausgewählte Leistungsbereiche", wird im ersten Teil den Bereichen Arzneimittel, Medizinprodukte und Rehabilitation und im zweiten Teil der Gesundheitsversorgung in ländlichen Bereichen besondere Beachtung geschenkt (SVR-Gesundheitswesen 2014). So schlägt der Rat beispielsweise vor, die Vergütung von Landärzten um 50% zu erhöhen, um so die Versorgung in für Ärzte unattraktiven Regionen zu verbessern (SVR-Gesundheit 2014: 170). Finanziert werden soll das Vorhaben durch den Abbau von Überversorgung in Ballungsgebieten. Hier sollen die Kassenärztlichen Vereinigungen (KVen) dazu verpflichtet werden, frei gewordene Arztsitze aufzukaufen, um so die Neubesetzung zu verhindern. Dieser Ansatz wurde vom SVR-Gesundheit befürwortet und in der ersten Lesung des geplanten GKV-Versorgungsstrukturgesetzes (GKV-VSG) bereits diskutiert. Im Rahmen der Auseinandersetzung mit diesem Ansatz zeigte sich allerdings keine stringente Verfahrensweise, so dass auch zahlreiche Ausnahmen vorgesehen sind (Deutscher Bundestag 2015: 55). Ein weiterer Vorschlag ist die Etablierung so genannter „Lokaler Gesundheitszentren zur Primär- und Langzeitversorgung (LGZ) im ländlichen Raum". Diese flexiblen und patientenorientierten Einheiten sollen die ambulante Versorgung der Patienten sicherstellen. Dies kann, je nach örtlicher Gegebenheit, in Form von Medizinischen Versorgungszentren, Praxisgemeinschaften oder Ärztehäusern geschehen. Auch ein klinikgestütztes Angebot wäre denkbar (SVR-Gesundheit 2014: 137f.).

6 Ergebnisse

Viele Vorschläge und Empfehlungen des SVR wurden von der Gesundheitspolitik aufgegriffen und in Gesetzen verankert (SVR-Gesundheit 2015). Die Sachstandberichte liefern wichtige Informationen, auf deren Basis auch in den politischen Gremien weiter diskutiert werden kann. Alle untersuchten Gutachten und Sondergutachten enthalten konkrete Vorschläge, zumindest aber Ideen und Lösungsansätze, die nahezu unverändert oder weiterentwickelt beim Gesetzgeber Berücksichtigung fanden. Viele Aspekte werden in mehreren Gutachten aufgegriffen, was deutlich macht, wie wichtig und über einen längeren Zeitraum aktuell viele dieser Themen sind. Gerade das Schnittstellenmanagement zwischen stationärer und ambulanter Versorgung oder Pflege- und Rehabilitationseinrichtungen wird immer wieder angesprochen und immer weiter optimiert. Auswirkungen von Gesetzesänderungen werden untersucht und weiterentwickelt, gestrichen oder ersetzt, wie beispielsweise die Praxisgebühr. Ein Großteil der Gutachten besteht aus Informationen, die als Hintergrundwissen benötigt werden, um Situationen und Ausgangslagen zu verstehen. Lösungsvorschläge fließen nicht immer unmittelbar in aktuell laufende Gesetzgebungsvorhaben ein, sondern werden oft weiter diskutiert und überarbeitet, bis sie in späteren Gesetzgebungsverfahren Berücksichtigung finden. Manche Vorschläge erreichen auch erst Jahre später das benötigte Maß an Bedeutung, um im Bundestag weiter behandelt zu werden. Der Vorschlag, das DRG-System auch in Deutschland zu erproben, wurde beispielsweise schon Jahre vor der tatsächlichen Einführung der DRGs gemacht.

Die hier nur mögliche relativ kursorische Analyse der Gutachten der letzten 20 Jahre belegt deutlich, dass der SVR-Gesundheit ein wichtiges Gremium im Gesundheitswesen ist. Es erfasst IST-Zustände, überprüft sie kritisch und entwickelt für aktuelle oder zu erwartende Probleme Lösungsvorschläge für die politischen Entscheidungsträger. Ungelöste Problemstellungen werden auch über einen längeren Zeitraum weiterverfolgt, umgesetzte Vorschläge hinsichtlich ihrer Auswirkungen überprüft und bei Nachbesserungsbedarf erneut, unter Berücksichtigung neuer Gesichtspunkte und Entwicklungen, zur Diskussion gestellt.

7 Diskussion und Ausblick

Die Arbeit des SVR-Gesundheit scheint gut zu funktionieren und einen echten Mehrwert für das Gesundheitswesen zu liefern. Die Gutachten sind auch für Laien einfach und verständlich formuliert. Viele Reformen basieren auf Vorschlägen des Rates, seine Analysen sind umfänglich und beleuchten Themengebiete – auch unter Beiziehung weiterer Experten – aus unterschiedlichen Blickwinkeln. Gerade vor dem

Hintergrund des demographischen Wandels und dem damit in Verbindung stehenden wachsenden Kostendruck und zunehmenden Fachkräftemangel ist es wichtig eine mit Fachleuten unterschiedlicher Expertise besetzte Institution zu unterhalten, die die aktuellen Entwicklungen verfolgt, hieraus resultierende Problemstellungen erkennt und analysiert und versucht, langfristige, über die jeweiligen Legislaturperioden hinausreichende Lösungsansätze aufzuzeigen und deren Umsetzung durch die politischen Entscheidungsträger auf ihre Wirksamkeit hin zu überprüfen.

Bei einigen Themen, wie beispielsweise der gescheiterten Praxisgebühr, stellt sich jedoch die Frage, ob der Rat Quantität vor Qualität stellt. Vielleicht wäre es sinnvoller, jeweils wenige Themen mit einer höheren Genauigkeit zu untersuchen und spezielle Szenarien zu erforschen, anstatt einen Überblick über die immer komplexer werdende Gesamtheit zu generieren. Der Umfang der einzelnen Gutachten nahm im Verlauf der letzten Jahre kontinuierlich zu und erschien teilweise sogar bereits in mehreren Bänden (SVR-Gesundheit 2000/2001). Auch in Zukunft dürfte es dem Rat an drängenden Fragestellungen nicht mangeln. Fraglich ist jedoch, wie lange er die an ihn gerichteten steigenden Erwartungen in seiner jetzigen Struktur und Besetzung noch erfüllen kann. Eine kritische Überprüfung der personellen und materiellen Ausstattung sowie des Aufgabenumfangs scheint an der Zeit.

Literaturverzeichnis

- ABDA.de [Internet]. Rabattverträge 2015 [abgerufen 22.03.2015]. Verfügbar unter: http://www.abda.de/themen/recht/verbraucherrecht/ rabattvertraege/.

- AOK-Bundesverband (Hrsg). 1997: Beitragsentlastungsgesetz sowie 1. und 2. NOG. 2013a [abgerufen 22.03.2015]. Verfügbar unter: http://www.aok-bv.de/politik/reformaktuell/geschichte/index_00517.html.

- AOK-Bundesverband (Hrsg). 2000: GKV-Gesundheitsreform 2000 und Gesetz zur Rechtsangleichung in der gesetzlichen Krankenversicherung. 2013b [abgerufen 22.03.2015]. Verfügbar unter: http://www.aok-bv.de/politik/reformaktuell/geschichte/index_00591.html.

- AOK-Bundesverband (Hrsg). 2003: Fallpauschalengesetz. 2013c [abgerufen 22.03.2015]. Verfügbar unter: http://www.aok-bv.de/politik/reformaktuell/ geschichte/index_00594.html.

- AOK-Bundesverband (Hrsg). Arzneimittelmarkt-Neuordnungsgesetz (AMNOG). 2013d [abgerufen 22.03.2015]. Verfügbar unter: http://www.aok-bv.de/politik/gesetze/index_05286.html.

- AOK-Bundesverband (Hrsg). Disease-Management-Programme (DMP). 2012a [abgerufen 22.03.2015]. Verfügbar unter: http://www.aok-bv.de/lexikon/d/index_00296.html.

- AOK-Bundesverband (Hrsg). GKV-Modernisierungsgesetz (GMG). 2012b [abgerufen 22.03.2015]. Verfügbar unter: http://www.aok-bv.de/lexikon/ g/index_00375.html.

- BMG (Hrsg). Krankenhausfinanzierungsreformgesetz im Bundesrat: Langfristige Perspektive für Krankenhäuser [Stand 13.02.2009; abgerufen 22.03.2015]. Verfügbar unter: http://www.bmg.de/presse/pressemitteilungen/ 2009-01/krankenhausfinanzierungsreformgesetz-im-bundesrat.html.

- BMG (Hrsg). Herausforderungen – Demografischer Wandel: c2015 [Stand 20.03.2014; abgerufen 22.03.2015]. Verfügbar unter: http://www.bmg.bund.de/themen/krankenversicherung/ herausforderungen/demografischer-wandel.html.

- Bundesminister der Gesundheit (Hrsg). Erlass über die Errichtung eines Sachverständigenrates für die Konzertierte Aktion im Gesundheitswesen bim Bundesminister für Gesundheit vom 12. November 1992, zuletzt geändert am 30. September 2011, Bonn, [Stand 30.09.2011; abgerufen 22.03.2015]. Verfügbar unter: http://www.svr-gesundheit.de/fileadmin/ user_upload/Aufgaben/Erlass2011.pdf.

- Dell'Anna J (Hrsg). Leistungsorientierte Vergütung im Gesundheitswesen: P4P bei niedergelassenen Ärzten. Hamburg: Bachelor + Master Publishing; 2013

- Niehoff JU (Hrsg). Gesundheitssicherung Gesundheitsversorgung Gesundheitsmanagement – Grundlagen, Ziele, Aufgaben, Perspektiven. Berlin: Medizinisch Wissenschaftliche Verlagsgesellschaft OHG; 2008

- Pressestelle des AOK-Bundesverbandes (Hrsg). Berlin: AOK-Medienservice 07/14 [abgerufen 22.03.2015]. Verfügbar unter: http://www.aok-bv.de/imperia/md/aokbv/presse/medienservice/politik/ams-politik_0714_web.pdf.

- SGB V [abgerufen 22.03.2015]. Verfügbar unter: http://www.gesetze-im-internet.de/sgb_5/.

- Sachverständigenrat für die Konzertierte Aktion im Gesundheitswesen (Hrsg). Gesundheitsversorgung und Krankenversicherung 2000, Kurzfassung, Bonn, 1995

- Sachverständigenrat für die Konzertierte Aktion im Gesundheitswesen (Hrsg). Gesundheitswesen in Deutschland – Kostenfaktor und Zukunftsbranche, Kurzfassung, Bonn, 1996

- Sachverständigenrat für die Konzertierte Aktion im Gesundheitswesen (Hrsg). Gesundheitswesen in Deutschland – Kostenfaktor und Zukunftsbranche, Kurzfassung, Bonn, 1997

- Sachverständigenrat für die Konzertierte Aktion im Gesundheitswesen (Hrsg). Bedarfsgerechtigkeit und Wirtschaftlichkeit, Kurzfassung, Bonn, 2000

- Sachverständigenrat für die Konzertierte Aktion im Gesundheitswesen (Hrsg). Finanzierung, Nutzerorientierung und Qualität, Kurzfassung, Bonn, 2003

- SVR-Gesundheit (Hrsg). Koordination und Qualität im Gesundheitswesen, Kurzfassung, Bonn, 2005

- SVR-Gesundheit (Hrsg). Kooperation und Verantwortung – Voraussetzungen einer zielorientierten Gesundheitsversorgung, Kurzfassung, Bonn, 2007

- SVR-Gesundheit (Hrsg). Koordination und Integration – Gesundheitsversorgung in einer Gesellschaft des längeren Lebens, Kurzfassung, Bonn, 2009

- SVR-Gesundheit (Hrsg). Wettbewerb an der Schnittstelle zwischen ambulanter und stationärer Gesundheitsversorgung, Kurzfassung, Bonn, 2012

- SVR-Gesundheit (Hrsg). Bedarfsgerechte Versorgung – Perspektiven für ländliche Regionen und ausgewählte Leistungsbereiche. Kurzfassung, Bonn/Berlin, 2014

- SVR-Gesundheit.de [Internet]. Bonn: Sachverständigenrat zur Begutachtung der Entwicklung im Gesundheitswesen; c2015 [Stand 22.03.2015; abgerufen 22.03.2015]. Verfügbar unter: http://www.svr-gesundheit.de.

- Verbraucherzentrale Bundesverband e.V. (Hrsg). Abbau von Über-, Unter- und Fehlversorgung – Den Blick auf den Bedarf der Patienten richten. Berlin: 2011 [abgerufen 23.03.2015]. Verfügbar unter: http://zap.vzbv.de/5bf8f2f1-86e4-4b8d-85b5-c0138b7ad093/versorgungsgesetz_positionspapier_05_05_2011.pdf.

BEI GRIN MACHT SICH IHR
WISSEN BEZAHLT

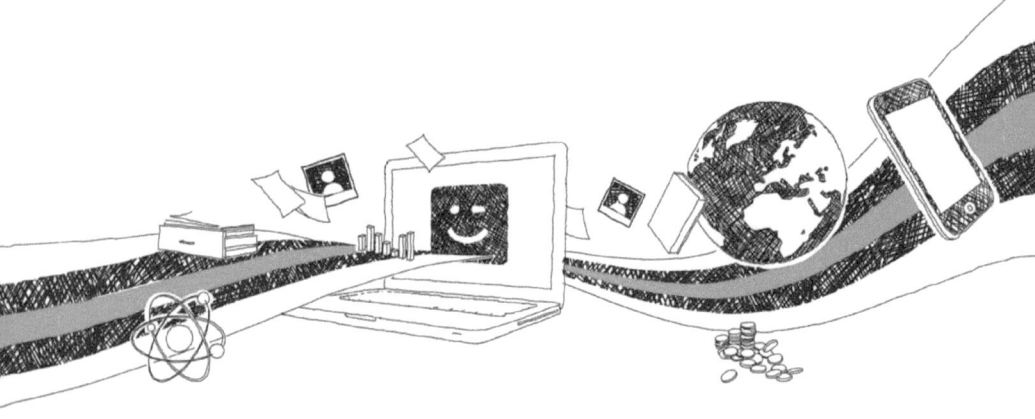

- Wir veröffentlichen Ihre Hausarbeit,
  Bachelor- und Masterarbeit

- Ihr eigenes eBook und Buch -
  weltweit in allen wichtigen Shops

- Verdienen Sie an jedem Verkauf

Jetzt bei www.GRIN.com hochladen
und kostenlos publizieren

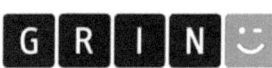